Zwei offene Briefe an Dr. J. Spaeth, Professor der Geburtshilfe an der k. k. Josefs-Akademie in Wien, und an Hofrath Dr. F. W. Scanzoni, Professor der Geburtshilfe zu Würzburg

Ignác Fülöp Semmelweis

Alpha Editions

This edition published in 2022

ISBN : 9789356780811

Design and Setting By
Alpha Editions
www.alphaedis.com
Email - info@alphaedis.com

Zwei offene Briefe an Dr. J. Spaeth, Professor der Geburtshilfe an der k. k. Josefs-Akademie in Wien, und an Hofrath Dr. F. W. Scanzoni, Professor der Geburtshilfe zu Würzburg

By Ignác Fülöp Semmelweis

An
Dr. J. Spaeth,
Professor der Geburtshilfe an der k. k. Josefs-Akademie in Wien.

Ich habe in meiner Schrift über Kindbettfieber[1] bewiesen, daß auch in Berlin, so wie anderorts der geburtshilfliche Unterricht in Betreff des Kindbettfiebers deshalb grundschlecht sei, weil auch in Berlin die Professoren der Geburtshilfe selbst, so wie die Professoren der Geburtshilfe anderorts nicht wissen, was *Puerperal*-Fieber sei.

Dieses Nichtwissen habe ich in Bezug auf Prof. Eduard *Martin* in Berlin folgender Weise stylisirt[2].

»*Busch's* Nachfolger, Prof. Eduard *Martin*[3] hat mir durch seinen Vortrag, gehalten am 9. November 1858 in der Gesellschaft für Geburtshilfe in Berlin: »Ueber Mutterröhrenentzündung und Erguß des eitrigen *Secretes* in die Bauchhöhle als eine Ursache der Bauchfellentzündung bei Wöchnerinen« die Ueberzeugung verschafft, daß die *puerperale* Sonne, welche in Wien im Jahre 1847 aufgegangen, seinen Geist noch nicht erleuchtet hat.«

Gewiß hätte die *puerperale* Sonne, welche in Wien im Jahre 1847 aufgegangen ist, seinen Geist erleuchtet, so würde Prof. *Martin* wissen, daß das *Puerperal*-Fieber in allen Fällen, keinen einzigen Fall ausgenommen, ein *Resorbtions*-Fieber sei, daß dieses *Resorbtions*-Fieber dadurch entstehe, daß ein zersetzter thierisch-organischer Stoff *resorbirt* wird.

Der *resorbirte* zersetzte thierisch-organische Stoff entmischt das Blut, in seltenen Fällen tödtet die Krankheit schon in diesem *Stadium*, gewöhnlich entstehen aber aus dem entmischten Blute mehr weniger zahlreiche *Exsudationen*. Sämmtliche *Exsudationen* haben daher ihre gemeinschaftliche Entstehungs-Ursache in dem durch den *resorbirten* zersetzten thierisch-organischen Stoff entmischten Blute. Die *Exsudationen* bedingen sich daher nicht gegenseitig.

Die *puerperale Meningitis* entsteht nicht deshalb, weil die *Tuba* ihr eiteriges *Contentum* in die Höhle der *Meningen* ergießt, sondern weil in den *Meningen* das durch den *resorbirten* zersetzten thierisch-organischen Stoff entmischte Blut circulirt; die *puerperale Pleuritis* entsteht nicht deshalb, weil die *Tuba* ihr eiteriges *Contentum* in die *Pleura*-Höhle ergießt, sondern deshalb, weil in der *Pleura* das durch den *resorbirten* zersetzten thierisch-organischen Stoff entmischte Blut circulirt, die *puerperale Pericarditis* entsteht nicht deshalb, weil die *Tuba* ihr eiteriges *Contentum* in die Höhle des *Pericardiums* ergießt, sondern weil im *Pericardio* das durch den *resorbirten* zersetzten thierisch-organischen Stoff entmischte Blut circuliert, die *Endometritis*, die *Metritis*, die *Metrophlebitis*, die *Metrolymphangoitis*, die *Peritonitis* haben ihre gemeinschaftliche Entstehungsursache in dem durch den *resorbirten* zersetzten thierisch-organischen Stoff entmischten Blute, und selbst die *Salpingitis* entsteht aus dem durch den *resorbirten* zersetzten thierisch-organischen Stoff entmischten Blute.

Im Dezember 1842 starben an der ersten Geburtsklinik zu Wien von 239 Wöchnerinen 75, im Oktober 1842 starben von 242 Wöchnerinen 71, im August 1842 starben von 216 Wöchnerinen 55, im November 1842 starben von 209 Wöchnerinen 48, im November 1841 starben von 235 Wöchnerinen 53.

Der Scharfsinn des Prof. *Martin* hätte in diesen 302 Leichen zahlreiche *Salpingitites* entdeckt, welche ihr eiteriges *Contentum* in die Bauchhöhle ergießend zu einer Ursache der *Peritonitis* wurden; im Jahre 1848 haben wir im Monate März und August durch getroffene Maßregeln die *Resorbtion* des zersetzten thierisch-organischen Stoffes so glücklich verhüthet, daß keine

Blutentmischung entstand, dadurch entstand keine *Peritonitis*, aber nicht deshalb weil wir die *Salpingitis* verhüthet, sondern weil wir die gemeinschaftliche Ursache sämmtlicher *Exsudationen*, nämlich die Blutentmischung verhütheten; es starb nämlich im März 1848 von 276 Wöchnerinen, und im August 1848 von 261 Wöchnerinen keine einzige.

Meine Schrift ist Ende Oktober 1860 erschienen, und in dem am 20. März 1861 ausgegebenen zweiten Hefte der »Medizinischen Jahrbücher« sagen Sie Herr Professor, Seite 229, Folgendes: »Zum Verständnisse der eigentlichen Wochenbettkrankheiten haben *Buhl*, *Martin*, *Klaproth*, *Wagner* und *Förster* einen wesentlichen Beitrag geliefert durch Bestimmung des Verhältnisses der *Salpingitis* zur *Peritonitis*.«

Durch diesen Ausspruch haben Herr Professor mir die Ueberzeugung verschafft, daß auch Ihren Geist, die *puerperale* Sonne, welche im Jahre 1847 in Wien aufgegangen, nicht erleuchtet, obwohl selbe Ihnen so nahe geschienen.

Ich hebe es nochmals hervor, daß ich nur jene *Salpingitis* für keine Ursache der *Peritonitis* halte, welche eine der *Localisationen* ist, deren so zahlreiche bei dem *Resorbtions*-Fieber in der Fortpflanzungsperiode des Weibes (*Puerperal*-Fieber) vorhanden sein können, jene *Salpingitis* nämlich, welche aus dem durch den *resorbirten* zersetzten thierisch-organischen Stoff entmischten Blute entsteht.

Dieses hartnäckige *Ignoriren* meiner Lehre, dieses hartnäckige Ruminiren von Irrthümern veranlaßt mich folgende Erklärung abzugeben:

Ich trage in mir das Bewußtsein, daß seit dem Jahre 1847 tausende und tausende von Wöchnerinen und Säuglinge gestorben sind, welche nicht gestorben wären, wenn ich nicht geschwiegen, sondern jedem Irrthume, welcher über *Puerperal*-Fieber verbreitet wurde, die nöthige Zurechtweisung hätte zu Theil werden lassen; und damit Sie sich überzeugen können, Herr Professor, daß ich nicht übertreibe, wenn ich von tausenden und tausenden verstorbenen Wöchnerinen und Säuglingen spreche, die seit 1847 gestorben, aber gerettet hätten werden können, so erlaube ich mir, Ihnen ins

Gedächtniß zu rufen, was blos an der ersten und zweiten Geburtsklinik in Wien vom 1. Jänner 1849 bis letzten Dezember 1858 geschehen ist.

In diesen zehn Jahren wurden an der ersten Geburtsklinik 40,889 Wöchnerinen verpflegt; davon starben 1491; an der zweiten Klinik wurden verpflegt 34,245 Wöchnerinen; davon starben 1183. In Folge meiner Lehre kann das Kindbettfieber in dem Grade beschränkt werden, daß in Folge unverhüthbarer Selbst-Infection nicht eine Wöchnerin von 100 Wöchnerinen stirbt.

Von wieviel Hundert erst eine in Folge unverhüthbarer Selbstinfection stirbt, muß erst fernere Beobachtung lehren; das günstigste Resultat, welches ich bis jetzt erzielt, war, das ich im Monate März 1848 von 276, und im Monate August von 261 Wöchnerinen keine einzige verlor. Und zur Zeit, als die Medicin in Wien der anatomischen Grundlage noch entbehrte, folglich mit reinen Händen untersucht wurde, starb innerhalb 39 Jahren während 25 Jahren nicht eine Wöchnerin von 100 Wöchnerinen. Es starb nämlich zwei Jahre 1 Wöchnerin von 400 Wöchnerinen; zwei Jahre starb 1 Wöchnerin von 300 Wöchnerinen; 8 Jahre starb 1 Wöchnerin von 200 Wöchnerinen, und 13 Jahre nicht eine Wöchnerin von 100 Wöchnerinen.

Wenn wir selbst blos der leichteren Berechnung wegen annehmen, daß 1 Wöchnerin von 100 Wöchnerinen in Folge unverhüthbarer Selbstinfection stirbt, so sind an der ersten Geburtsklinik, da von 40,889 Wöchnerinen 1491 gestorben sind, 1083 verhüthbare Infectionsfälle von Außen vorgekommen, und an der zweiten Klinik sind 841 verhüthbare Infectionsfälle von Außen vorgekommen, weil von 34,245 verpflegten Wöchnerinen 1183 starben; es sind mithin blos an den zwei Gratisabtheilungen des Wiener Gebärhauses nach dem Jahre 1847 in zehn Jahren 1924 verhüthbare Infectionsfälle von Außen vorgekommen, obwohl wir eine zu große Zahl von unverhüthbaren Selbstinfectionsfällen angenommen, und in dieser Zahl fehlen außerdem noch die transferirten und die Kinder, welche von ihren Müttern die Blutentmischung mitgetheilt erhielten, und ebenfalls starben, und an diesem *Massacre* sind Sie, Herr Professor, betheiligt. Das Morden muß aufhören, und damit das Morden aufhöre, werde ich Wache halten, und ein Jeder, der es wagen wird, gefährliche Irrthümer über das Kindbettfieber zu verbreiten, wird an mir einen rührigen Gegner finden.

Für mich gibt es kein anderes Mittel, dem Morden Einhalt zu thun, als die schonungslose Entlarvung meiner Gegner, und Niemand, der das Herz auf dem rechten Flecke hat, wird mich tadeln, daß ich dieses Mittel ergreife.

An Hofrath
Dr. F. W. Scanzoni,
Professor der Geburtshilfe zu Würzburg.

Herr Hofrath werden aus meinem Briefe an Prof. *Spaeth* entnommen haben, daß ich, um dem Morden ein Ende zu machen, den unerschütterlichen Entschluß gefaßt habe, Jedem, der es wagt, Irrthümer über das *Puerperal*-Fieber zu verbreiten, schonungslos gegenüber zu treten.

In Folge dieses Entschlusses werde ich den Aufsatz von *Dr.* Otto v. *Franqué*, welcher in dem 4. Bande ihrer Beiträge zur Geburtskunde und *Gynäcologie* unter der Aufschrift: »Die *puerperalen* Erkrankungen in der Entbindungsanstalt zu Würzburg während der Monate Februar, März und April 1859« enthalten ist, einer Kritik unterziehen.

Mit *Dr.* Otto v. *Franqué* kann ich nicht rechten, ich kann *Dr.* Otto v. *Franqué* nur bedauern als einen Betrogenen, welcher in gutem Glauben sich alle Ihre Irrthümer und Täuschungen so gründlich einstudirt.

Die Verantwortung für die Irrthümer ihrer Schüler trifft nur Sie Herr Hofrath; ich habe es daher nicht mit *Dr.* Otto v. *Franqué*, ich habe es nur mit Ihnen Herr Hofrath zu thun, und in Bezug auf das *Puerperal*-Fieber sind Sie so mit Irrthümern und Täuschungen vollgepfropft, daß ich in meiner Schrift über Kindbett-Fieber 103 Druckseiten, von Seite 315 bis Seite 417, nöthig hatte, um alle Ihre Irrthümer und Täuschungen zu widerlegen; ich kann deshalb ihre Irrthümer und Täuschungen hier nicht abermals widerlegen, ich kann selbe hier nur andeuten, in Betreff der Beweise, daß die Wahrheit auf meiner Seite, der Irrthum und die Täuschung auf Ihrer Seite sei, berufe ich mich auf meine Schrift.

In diesem Aufsatz lesen wir, daß in der Würzburger Entbindungsanstalt vom 1. Februar bis 15. April 1859 99 Geburten sich ereigneten, daß von den 99 Wöchnerinen 30 an *puerperalen* Prozessen erkrankten, wovon 9 starben.

Diese Erkrankungs- und Sterbefälle werden eine Epidemie genannt, welche durch gewisse atmosphärische epidemische, freilich nicht näher zu bestimmende Einflüsse hervorgebracht wurde.

Ich läugne, daß diese Erkrankungen epidemischen Ursprungs waren, und behaupte, daß diese Erkrankungen dadurch hervorgerufen wurden daß diesen Individuen auf eine oder die andere Weise zersetzte Stoffe von Außen eingebracht wurden, daß diese Erkrankungen demnach *Resorbtions*-Fieber waren und damit Herr Hofrath zur selben Ueberzeugung gelangen, empfehle ich Ihnen das gründliche Studium meiner Schrift über Kindbettfieber, wo ich vorzüglich von Seite 116 bis Seite 213 die Gründe zusammengestellt habe, welche mit mathematischer Gewißheit beweisen, daß nie atmosphärische Einflüsse, sondern immer nur die Medicinal-Individuen männlichen und weiblichen Geschlechtes aus Unwissenheit die große Sterblichkeit unter den Wöchnerinen hervorgerufen haben.

Ihre in Unwissenheit begründete Eintheilung der Entzündungen im Wochenbette, in solche, welche nicht *Puerperal*-Fieber sind, und in solche, welche *Puerperal*-Fieber sind, ist erwähnt. Ich habe aber in meiner Schrift bewiesen, daß Ihre Entzündungen, welche nicht *Puerperal*-Fieber sind, gerade so *genuines Puerperal*-Fieber sind, wie Ihre *Hyperinose*, Ihre *Pyaemie* und Ihre Blut-*Dissolution*, weil auch die Entzündungen, welche nach Ihnen nicht *Puerperal*-Fieber sind, so wie die *Hyperinose*, die *Pyaemie* und die Blut-*Dissolution* durch *Resorbtion* eines zersetzten Stoffes entstehen, und daß die Entzündungen, welche nicht *Puerperal*-Fieber sein sollen, in Folge der *Resorbtion* eines zersetzten Stoffes entstehen, ist dadurch bewiesen, daß auch diese Entzündungen durch Chlorwaschungen der Hände verhüthet werden können.

Während des Herrschens der Pseudo-Epidemie wurden Unregelmäßigkeiten in der Wehenthätigkeit beobachtet, Wehenschwäche, *spastische Contractionen*, allgemeiner Krampf des *Uterus*, Blutungen in der Nachgeburt traten öfters auf.

Natürlich, wenn die Blutentmischung in Folge der *Resorbtion* des zersetzten Stoffes eintritt zur Zeit, wo die Geburt noch nicht vollendet ist, so wirkt das entmischte Blut paralisirend auf den *Uterus*, und dadurch ist die Ursache für Wehenschwäche, für Krampfwehen, für Blutungen gegeben.

Auch daß die Neugebornen an einer, der Mutter ähnlichen Blutentmischung starben, wurde beobachtet, und wie denn nicht; ist das Kind noch mittelst der *Placenta* in Verbindung, wenn die Blutentmischung bei der Mutter in Folge der *Resorbtion* des zersetzten Stoffes eintritt, so theilt die Mutter die Blutentmischung dem Kinde mit, und Mutter und Kind starben an derselben Blutentmischung.

Ueber diesen Punkt können Sie sich Herr Hofrath in meiner Schrift, Seite 40 und Seite 68 Belehrung holen.

Sie sehen Herr Hofrath, wie ungezwungen man sich alle beim Kindbettfieber zu beobachtenden Erscheinungen erklären kann, wenn man die einzige und wahre Ursache des Kindbettfiebers kennt. Während Sie das Unbekannte wieder mit nicht gekannten atmosphärischen Einflüssen erklären; aber das ist nicht das größte Verdienst meiner Lehre.

Das größte Verdienst meiner Lehre ist, daß selbe die sichere Verhüthung dieses Unglücks lehrt. Daß selbe dem Arzte eine bewußte, vorbeugende Thätigkeit vorschreibt. Während ihre Lehre den Arzt zum Türken stempelt, welcher in fatalistischer unthätiger Resignation das Unglück über seine Wöchnerinen ergehen läßt.

Zum Schluße wird die Frage nach der Ursache dieser Pseudo-Epidemie aufgeworfen; ich will die Antwort, die gegeben wird, wörtlich wiedergeben.

»Frägt man nun nach dem Grund dieser allerdings heftigen Epidemie (von 30 Erkrankten starben 9), so ist kein anderer zu finden, als gewisse atmosphärische epidemische Einflüsse, die freilich nicht näher zu bestimmen sind. Von all den Momenten, die als *aetiologische* für das *Puerperal*-Fieber angeführt werden, ist keiner, außer dem eben erwähnten hier in Anwendung zu bringen.«

»Man könnte dagegen einwenden: In der Anstalt selbst sei durch hier erzeugte miasmatische Einflüsse der Grund zu suchen, allein, dem ist nicht so; denn einmal ist nicht leicht anzunehmen, daß in einer so neuen, und mit den besten Einrichtungen versehenen, keineswegs überfüllten Anstalt ein *Miasma* aufkommen könne, und dann, auch das erste zugegeben, kamen während derselben Zeit nicht allein in Würzburg selbst, sondern auch in dessen Umgebung *puerperale* Erkrankungen vor, die nicht, was noch besonders hervorzuheben ist, von demselben Arzte behandelt wurden. Ein weiterer Grund für die oben ausgesprochene Ansicht mag auch der sein, daß zu derselben Zeit außerhalb der Anstalt unverhältnißmäßig viele Blutungen während des Geburtsaktes, so wie auch mehrere tödtlich endende *puerperale* Erkrankungen zur Behandlung kamen. Es dürfte also wohl nicht zu gewagt erscheinen, wenn man zur Erklärung aller dieser Erscheinungen seine Zuflucht zu dem Einflußе des gerade herrschenden *genius epidemicus* nimmt.«

»Ein zweiter Grund, der wohl oft auf das bösartige Auftreten von *Puerperal*-Fiebern in Gebärhäusern von großem Einfluß ist, fällt hier auch weg, der peinliche Gemüthsaffekt nämlich, den die vor so vielen männlichen Individuen vor sich gehende Geburt nothwendig auf die Kreißende haben muß. Einmal wurden während der Epidemie keine Studirenden zu den Geburten zugelassen, und dann sind nicht nur auf der dritten Abtheilung Erkrankungen vorgekommen, sondern auch auf der zweiten und ersten Classe, wohin, außer im Falle einer Erkrankung, kein männliches Individuum kömmt. Auch die Individualität zeigte keinen Einfluß; schwächliche und starke, gesund aussehende Wöchnerinen wurden befallen; gerade bei den lethal endenden Fällen waren die Frauen meist stark und kräftig, während die schwächlichsten mit leichten Erkrankungen davon kamen.«

Ich beantworte die Frage nach dem Grunde dieser Erkrankungs- und Sterbefälle dahin, daß diesen Individuen zersetzte thierisch-organische Stoffe auf ein oder die andere Weise von Außen eingebracht wurden.

Daß diese Erkrankungs- und Sterbefälle nicht miasmatischen Ursprungs in Ihrem Sinne seien, glaube ich auch; denn ein *Puerperal-Miasma* in Ihrem Sinne existirt nicht, aber auch das *Puerperal-Miasma* in meinem Sinne hat diese Erkrankungen nicht hervorgebracht, weil das *Puerperal-Miasma* in meinem Sinne nur in der Nachgeburtsperiode und im Wochenbett inficiren kann; die 30 Erkrankungen aber sind Folgen einer *Infection* von Außen, welche vor der Austreibungsperiode geschah, was die früher erwähnten *Anomalien* während und nach der Geburt, und der Umstand beweiset, daß die Kinder an einer der Mutter ähnlichen Blutentmischung ebenfalls starben.

Meine Ansicht über das *Puerperal-Miasma* ist folgende: werden die physiologischen *Exhalationen* der Wöchnerinen und der Säuglinge nicht durch *Ventilationen* entfernt, so gehen selbe in der Luft *suspendirt*, eine Zersetzung ein, oder werden fertige zersetzte Stoffe von einer oder mehreren kranken Wöchnerinen *exhalirt*, so können diese in der Luft *suspendirt* gehaltenen zersetzten Stoffe nur von der inneren Fläche des *Uterus* durch *Resorbtion* aufgenommen werden; das *Puerperal-Miasma* in diesem Sinne kann daher nur in der Nachgeburtsperiode und im Wochenbette, wo die innere Fläche des *Uterus*, der mit zersetzten Stoffen geschwängerten Luft zugängig ist, Erkrankungen hervorrufen. Bei Wöchnerinen, welche in der Nachgeburtsperiode oder im Wochenbette durch in der Luft schwebende zersetzte Stoffe erkrankten, biethet die vorausgegangene Geburt nicht die oben erwähnten *Anomalien* dar, auch die Kinder solcher sterben nicht an Blutentmischung, aus dem einfachen Grunde, weil die Blutentmischung bei der Erkrankten zur Zeit eintritt, wo die Geburt schon vollendet, wo das Kind schon geboren.

Um zu beweisen, daß die Erkrankungen in der Würzburger Entbindungs-Anstalt wirklich epidemischen Ursprungs waren, wird erzählt, daß während derselben Zeit in Würzburg selbst, und in dessen Umgebung unverhältnißmäßig viele Blutungen während des Geburtsaktes, so wie auch mehrere tödtlich endende *puerperale* Erkrankungen zur Behandlung kamen.

Herr Hofrath setzen also voraus, daß die Hebammen und die praktischen Aerzte, welche in Würzburg und dessen Umgebung die geburtshilfliche Praxis ausüben, besser wissen, als Sie selbst Herr Hofrath, wie das *Puerperal*-Fieber zu verhüthen sei, Sie setzen voraus, daß die Hebammen und praktischen Aerzte keine *Infectionen* machen, wenn daher dennoch unter den Wöchnerinen, welche diesen Individuen anvertraut sind, *Puerperal*-Fieber herrscht, so kann das kein anderes als ein epidemisches sein, und wenn das *Puerperal*-Fieber in Würzburg und in dessen Umgebung epidemisch ist, so ist auch das *Puerperal*-Fieber in der Würzburger Entbindungs-Anstalt epidemisch.

Ich gestehe, daß ich diese Ansicht nicht theile, ich glaube vielmehr, daß die Hebammen und die praktischen Aerzte, welche in Würzburg und dessen Umgebung die geburtshilfliche Praxis ausüben, gerade so colossale *Ignoranten* über die Entstehung und Verhüthung des Kindbettfiebers sind, als Sie selbst Herr Hofrath, und daß demnach die *Puerperal*-Fieberfälle in Würzburg und dessen Umgebung verhüthbare *Infections*-Fälle von Außen seien.

Da es gewiß ist, daß die Hebammen und die praktischen Aerzte, welche in Würzburg und dessen Umgebung die geburtshilfliche Praxis ausüben, nicht in Pest gelernt haben, wie das *Puerperal*-Fieber entsteht, und wie es verhüthet werden könne, so stelle ich die Frage, wo haben Selbe es gelernt? Bei Ihnen doch nicht Herr Hofrath, bei *Kiwisch* auch nicht; nennen Sie mir Herr Hofrath den Professor der Geburtshilfe, der jetzt nach 14 Jahren meine Lehre vorträgt, damit ich mich bei diesem *Unicum* bedanken könne.

Sie sehen Herr Hofrath, daß ich Ihrer Lehre die Stütze entzogen, welche Sie in den Mordthaten gefunden haben, welche die Hebammen und Aerzte in Würzburg und dessen Umgebung aus Unwissenheit begehen.

Es wird gesagt, daß es besonders hervorgehoben werden müsse, daß die Erkrankungen in Würzburg und in dessen Umgebung nicht der Praxis eines Arztes angehörten; natürlich, es ist ja nicht blos ein Arzt, sondern alle Aerzte, die dort praktiziren, sind *Ignoranten* in Bezug der Verhüthung des Kindbettfiebers, und an dieser *Ignoranz* sind die Professoren der Geburtshilfe schuld, bei denen die praktizirenden Aerzte Geburtshilfe gelernt. Und diesbezüglich haben Sie Herr Hofrath ein bedeutendes Contingent aus Unwissenheit Mordender in Deutschland versendet.

Daß manchmal in der Praxis eines Arztes oder einer Hebamme, besonders viele *Puerperal*-Erkrankungen vorkommen, ist darin begründet, daß ein solcher Arzt oder Hebamme eine längere Zeit einen Kranken oder eine Kranke behandeln, deren Krankheiten zersetzte Stoffe erzeugen, wodurch die Kreißenden, welche während dieser Zeit untersucht werden, inficirt werden.

Daß peinliche Gemüths-Affecte kein ätiologisches Moment des Kindbettfiebers seien, habe ich in meiner Schrift von Seite 374, Zeile 3 von unten bis Seite 389 bewiesen.

Wenn Sie daher sagen lassen, daß Gemüthsaffecte ihre Erkrankungen nicht hervorgerufen haben, weil keine Studierenden während der Pseudo-Epidemie zu den Geburten zugelassen wurden, so haben Sie eigentlich Herr Hofrath sagen wollen, daß diese Erkrankungen nicht in Folge einer *Infection* von Außen entstanden sind, weil ja die Schüler nicht untersucht haben. Für so gewissenlos halte ich Sie Herr Hofrath denn doch nicht, um vorauszusehen, daß diese Geburten ohne alle Untersuchung vor sich gegangen, vielleicht haben Herr Hofrath selbst oder Ihr Assistent diese Kreißenden untersucht, um zu bestimmen, ob eine normale oder abnorme Geburt zu erwarten stehe; es ist um so wahrscheinlicher, daß während dieser Pseudo-Epidemie untersucht wurde, weil viermal mit der Zange operirt wurde, und einmal wurde eine Wendung gemacht; Herr Hofrath haben vergessen, daß zwei ihrer Zimmer gynäkologischen

Kranken gewidmet sind. In einer gynäkologischen Abtheilung gibt es oft Kranke, deren Krankheiten zersetzte Stoffe erzeugen, und es ist nicht nöthig, daß Studierende untersuchen, um eine Pseudo-Epidemie hervorzurufen, dazu genügt der Herr Hofrath und der Assistent, welcher in der gynäkologischen Abtheilung und in dem Kreißezimmer untersucht.

Und wenn Sie Herr Hofrath auch in dem Umstande, daß nicht blos auf der dritten Abtheilung Erkrankungen vorgekommen sind, sondern auch auf der zweiten und ersten, wohin außer im Falle einer Erkrankung, kein männliches Individuum kömmt, auch einen Grund finden, die Erkrankungen epidemischen Ursprungs zu halten, so theile ich diese Ansicht nicht, ich glaube vielmehr, daß die Hebamme, welche dort die Gebärenden untersucht, bei dem Würzburger Publikum Vertrauen besitzt, weil selbe bei Ihnen dient, daß selbe daher Privatpraxis ausübt, und da selbe gewiß nicht mehr weiß, als Sie Herr Hofrath, wie man das *Puerperal*-Fieber verhüthet, so wird selbe, wenn sie mit Kranken, welche zersetzte Stoffe erzeugen, in Berührung kommt, inficiren.

Sie sehen daher Herr Hofrath, daß das für die Wöchnerinen der zweiten und ersten Classe kein Schutz gegen *Puerperal*-Fieber ist, daß dorthin keine männlichen Individuen kommen; eine unwissende Hebamme ist allein gefährlich genug.

Meine Lehre basirt unter anderem auch darauf, daß es mir in Folge meiner Lehre gelungen ist, von Mitte Mai 1847 bis 25. Mai 1861 an drei Anstalten, welche früher alljährlich von furchtbaren Pseudo-Kindbettfieber-Epidemien heimgesucht waren, die Sterblichkeit in dem Grade zu beschränken, daß die sich ereignete Sterblichkeit keine Epidemie genannt werden kann, und wenn ja manchmal die Sterblichkeit größer war, als selbe in meinen Anstalten zu sein pflegte, so konnte immer nachgewiesen werden, daß trotz meinen Maßregeln den Individuen zersetzte Stoffe von Außen eingebracht wurden, über welche Gegenstände Sie sich Herr Hofrath in meiner Schrift, Seite 111, Zeile 3 von unten Belehrung suchen können.

Meine Lehre basirt darauf, daß *Dr. Bednar* die *Sepsis* des Blutes bei Neugebornen im Wiener Findelhause nach

Einführung der Chlorwaschungen seltener werden sah (Seite 69, Zeile 8 von oben).

Meine Lehre basirt darauf, daß an der ersten Geburtsklinik zu Wien, obwohl, wie wir im Briefe an Prof. *Spaeth* nachgewiesen, dort in 10 Jahren 1083 verhüthbare *Infections*-Fälle von Außen vorgekommen sind, dennoch in eben den 10 Jahren 2982 Mütter gerettet wurden, und die Kinder, welche von den 2982 Müttern inficirt ebenfalls gestorben wären, weil in Folge meiner Lehre, obwohl immer nur Gegner von mir dort wirkten, dennoch die Sterblichkeit auf ein Drittel der früheren Sterblichkeit herabgedrückt wurde; gewiß ohne meiner Lehre würde sich die Sterblichkeit in dem Grade fortgesetzt haben, in welchem sich selbe während den sechs Jahren, wo die erste Klinik Klinik für die Aerzte war, ohne Chlorwaschungen, ereignete, es wären mithin in diesen 10 Jahren nicht 1491 sondern 4473 Wöchnerinen gestorben.

Meine Lehre basirt darauf, daß *Michaelis* schmerzlichen Angedenkens, meine Lehre im Gebärhause zu Kiel bestätigt gefunden.

Meine Lehre basirt darauf, daß der Gesundheitszustand der Wöchnerinen im Kopenhagener Gebärhause in Folge meiner Lehre ein günstiger ist, während er früher so ungünstig war, daß die Existenz des Gebärhauses, wie *Michaelis* uns erzählt, in Frage gestellt war, obwohl Prof. *Levy* nicht meiner Lehre, sondern andern, nicht stichhältigen Gründen, wie wir in unserer Schrift nachgewiesen, die Verbesserung des Gesundheitszustandes zuschreibt.

Ihre Lehre Herr Hofrath basirt auf den Leichen, aus Unwissenheit ermordeter Wöchnerinen, und nachdem ich den unerschütterlichen Entschluß gefaßt habe, dem Morden, so weit es in meiner Macht liegt, ein Ende zu machen, so richte ich an Sie, Herr Hofrath, folgende Aufforderung:

Es sind nur zwei Fälle möglich. Entweder halten Sie meine Lehre für falsch, oder Sie halten meine Lehre für wahr; ein drittes gibt es nicht.

Halten Sie meine Lehre für falsch, so fordere ich Sie hiermit auf, mir die Gründe mitzutheilen, warum Sie meine Lehre für falsch halten.

Ich habe zwar in meiner Schrift über Kindbett-Fieber 103 Druckseiten verwendet, blos um alle ihre Irrthümer und Täuschungen, von welchen Sie in Bezug auf das Kindbettfieber gefangen gehalten werden, zu widerlegen; sollten Ihnen meine Gründe nicht genügen, oder haben Sie neue Zweifel, so fordere ich Sie hiemit auf, mir selbe öffentlich mitzutheilen; ich werde Ihnen öffentlich die nöthige Belehrung ertheilen, weil es außer Ihnen noch Viele gibt, die einer Belehrung in Betreff des Kindbettfiebers benöthigen. Halten Sie meine Lehre für wahr, so fordere ich Sie hiermit auf, das öffentlich, ohne Rückhalt zu erklären, nicht um mir eine Genugthuung zu verschaffen, sondern um Ihre Schüler und Schülerinen, die Ihnen außerhalb des Gebärhauses die Leichen zur Bestätigung Ihrer Lehre liefern, der Wahrheit zuzuführen. Sollten Sie aber, Herr Hofrath, ohne meine Lehre widerlegt zu haben, fortfahren, für die Lehre des epidemischen Kindbettfiebers zu schreiben, und schreiben zu lassen. Sollten Sie aber, Herr Hofrath, ohne meine Lehre widerlegt zu haben, fortfahren, Ihre Schüler und Schülerinen in der Lehre des epidemischen Kindbettfiebers zu erziehen, so erkläre ich Sie vor Gott und der Welt für einen Mörder, und die »Geschichte des Kindbettfiebers« würde gegen Sie nicht ungerecht sein, wenn selbe Sie, für das Verdienst der Erste gewesen zu sein, der sich meiner lebenrettenden Lehre widersetzt, als medicinischen Nero verewigen würde.

Anhang.

In der am 19. April 1861 ausgegebenen 16-ten Nummer der »*Gazette Hebdomadaire*,« ist der Bericht einer Sitzung, gehalten am 20. Dezemb. 1860 der *Société de Médecine du département de la Seine* enthalten, aus welchem Berichte zwei Dinge zu entnehmen sind, erstens daß damals neuerdings in der »*Charité*« eine heftige *Pseudopuerperal*-Fieber-Epidemie herrschte, zweitens daß die Aerzte, welche sich an der Discussion betheiligten, nicht die richtigen Ansichten über *Puerperal*-Fieber äußerten.

In Folge dessen fand ich mich veranlaßt, der *Société de Médecine du département de la Seine*, der *Académie des Sciences*, der *Académie de Médecine*, der *Société médicale allemande de Paris*, und der *Société de chirurgie* je ein Exemplar meiner Schrift zuzusenden.

Und damit meine Lehre neuerdings auch in England einer Discussion unterzogen werden möge, habe ich nach England an die Doctoren und Professoren *Routh*, *Webster*, *Copeland*, *Simpson* und *Murphy* mein Werk gesendet.

Fußnoten

[1] Die *Aetiologie*, der Begriff und die *Prophylaxis* des Kindbettfiebers von Prof. *Semmelweis*. Pest, Wien und Leipzig 1861.

[2] Die *Aetiologie etc.* Seite 147.

[3] Monatschrift für Geburtskunde. Berlin 1859. Band XIII, Seite 11.

9 789356 780811

Printed at Repro India Ltd.